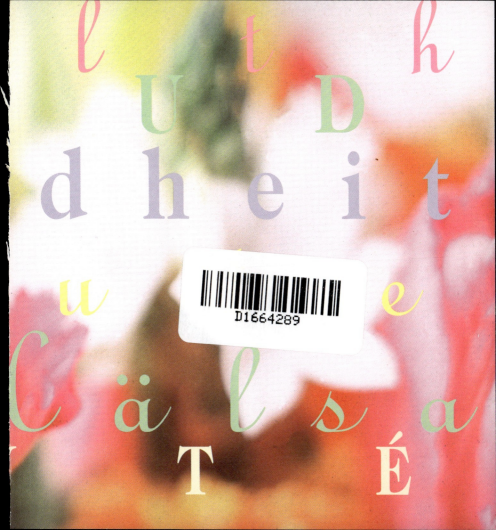

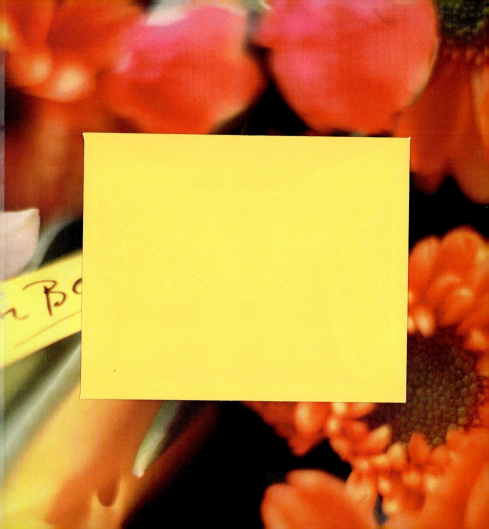

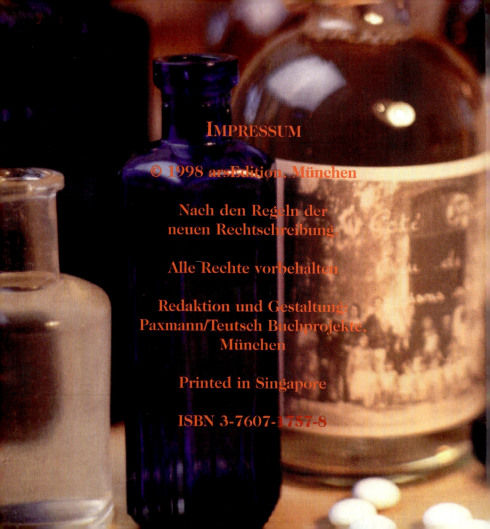

IMPRESSUM

© 1998 arsEdition, München

Nach den Regeln der
neuen Rechtschreibung.

Alle Rechte vorbehalten

Redaktion und Gestaltung:
Paxmann/Teutsch Buchprojekte,
München

Printed in Singapore

ISBN 3-7607-1757-8

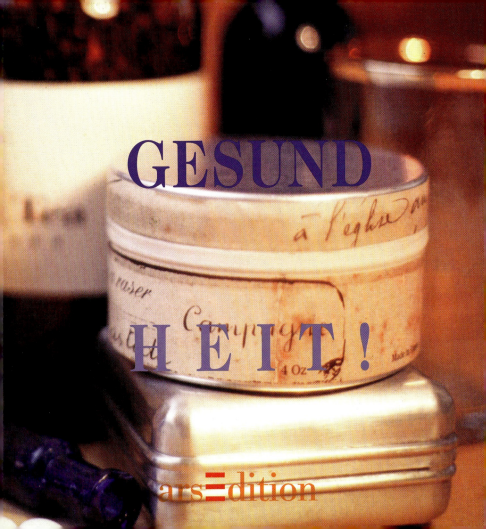

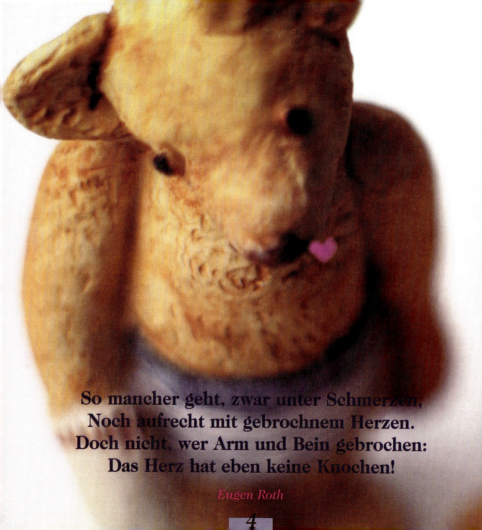

So mancher geht, zwar unter Schmerzen,
Noch aufrecht mit gebrochnem Herzen.
Doch nicht, wer Arm und Bein gebrochen:
Das Herz hat eben keine Knochen!

Eugen Roth

BRüCHE

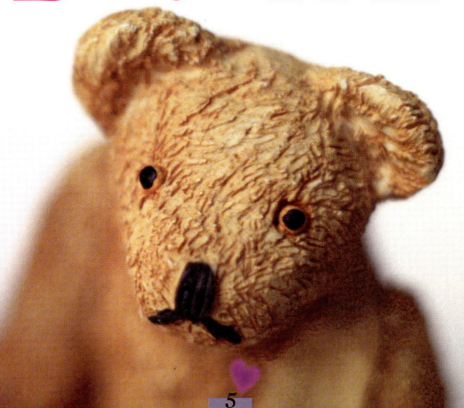

HAUPT

Die Höchstgrenze der
alles Schmerzende
die Freude ist, da gibt
weder Schmerz noch
zusammen.

LEHRSÄTZE

Freude liegt da, wo
beseitigt ist. Denn wo
es, solange sie dauert,
Trübsal, noch beides

Epikur

NERO

In den Augen meines Hundes
Liegt mein ganzes Glück,
All mein Innres, Krankes, Wundes
Heilt in seinem Blick.

Frederike Kempner

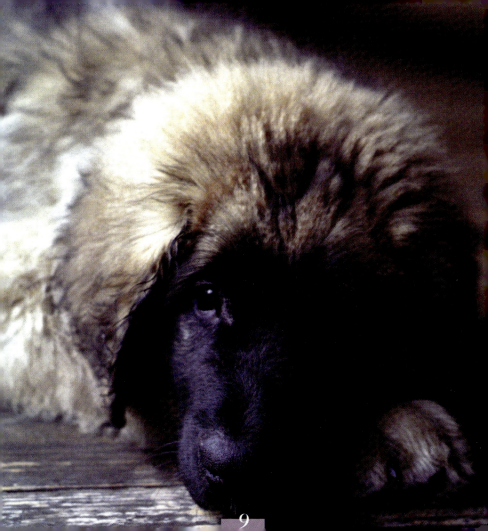

Gute Sprüche,

„Drei Tage war das
Fröschlein krank,
nun lacht es wieder,
Gott sei Dank."

**Wirkt prima, vor allem
bei 90-kg-Männern.**

Wird schon schief gehen!

**Nimmt
Operationsangst im Nu.**

Kopf hoch und
Öhrchen steif!

**Macht sich extrem gut
bei Kopfweh- und
Mittelohrpatienten.**

Armes Kätzchen,
bist du krank,
dass du nicht mehr
laufen kannst?
Wart nur eine Weile,
dann wirds wieder heile!

**Volltreffer bei stress-
geplagten Karrierefrauen.**

die gesund machen

Was lange währt,
wird endlich gut.

**Unbedingt aufsagen
bei Dauer- und
Langzeitpatienten.**

Bis du heiratest,
ists wieder weg!

**Für ältere Herrschaften und
gerade Gechiedene genau
das Richtige!**

Heile, heile Segen,
morgen gibt es Regen,
heile, heile Mausespeck,
einmal Pusten,
schon ists weg.

**Klasse bei Hobbybastlern
und deren
unvermeidlichen
Arbeitsunfällen.**

Vergelts Gott!

**Heilt auch Ungläubige
enorm schnell.**

Maja Meir

BESUCH M[

Es kommt Besuch. Ein Krankenbesucher lässt es nicht dabei bewenden sich selbst darzubieten: Er bringt auch etwas mit. Wenn es, wie gewöhnlich, zweifelhaft ist, was der Patient vielleicht essen dürfte oder lesen möchte, bringt der Besuch Blumen mit. (...) In unmittelbarer Nähe eines Spitals befindet sich in der Regel ein Blumenladen, welcher gerade geschlossen ist. Daher begibt man sich in eine unweit gelegene Gärtnerei und erwirbt dort einen Blumenstock. (...) In der Gärtnerei gibt es ein Gewächshaus voller Topfblumen. Bei näherem Zusehen handelt es sich um Azaleen, die zu kostspielig sind, und noch nicht aufgeblühte Tulpen, bereits abblühende Begonien, lilablasse Zinnerarien und Primeln. Man entscheidet sich für die dankbare Primel.

Auch die Besucher vor dir haben sich für Primelstöcke entschieden. Du bemerkst sie mit einiger Verlegenheit auf dem Zimmertisch neben dem Kopfende des Bettes. Dort sind sie dem Blick des Patienten entzogen, weil er leider den Kopf nicht so weit rückwärts drehen kann. Gesetzt, auch er könnte es, wäre es sehr anstrengend Primeln am Kopfende eingehender zu betrachten. Was der Patient betrachtet, ist meistens eine Wand, welche bei Fieber Fratzen schneidet, während sich der eigentliche Wandschmuck mit Vorliebe ebenfalls dort befindet, wohin der Patient nie blickt, nämlich hinter sich. Der Besucher bzw. die Besucherin, kurz der Besuch genannt, wickelt den Primelstock aus dem Papier und präsentiert ihn dem Patienten, wobei ein bisschen Erde zu Boden fällt. Der

TBLUMEN

Patient bedankt sich geziemend ohne natürlich in der Lage zu sein, den Topf im Bett entgegenzunehmen, worauf dieser vom Spender unter die bereits vorhandenen Primelstöcke eingereiht wird. Hierbei gibt es wieder ein wenig Schmutz, weil es an Untersetzern fehlt. (...) Immerhin beruhigt es den Besucher, dass die vorhandenen Primeln alle schon recht hinfällig sind. (...)

Der Besucher irrt. Auch sein saftstrotzendes Angebinde wird in wenigen Tagen ebenso schlapp sein wie die Vorgänger. Denn es besteht in jedem Krankenhaus die Weisung Pflanzen nachts aus dem Krankenzimmer zu entfernen. (...) Es ist leicht einzusehen, dass dieses Hin und Her nicht nur den Pflanzen nicht bekommt, sondern auch den Schwestern nicht, denen jeder neue Stock zusätzlich Arbeit verursacht. Nachdem aber in einem Spital alle Arbeiten schon genauestens eingeteilt sind, lassen sich zusätzliche Pflanzenarbeiten nur schwer einschieben. Bei uns sind sie so eingeschoben: Die Blumen werden um 10 Uhr in die Zimmer gebracht und um 4 Uhr wieder auf den Gang geholt. (...)

Mir haben Topfpflanzen immer schon Leid getan. Sie kommen mir vor wie Gefangene. Ich sperre auch zu Hause keine ein. Ich weiß, das ist kindisch. Es geht ja auch Gefangenen mitunter besser als denen in der so genannten freien Natur. Aber in punkto Freiheit bin ich ein wenig empfindlich. Jedenfalls wird man verstehen, dass mir Besucher mit Rotweinflaschen lieber sind, obwohl sich diese bei mir auch nicht lange halten.

Ernst Heimeran

MORGEN

Ich bin so *knallvergnügt* erwach
Das Wasser lockt. *Die Seife*
Ein schmuckes *Laken* macht
Zwei *schwarze Schuhe* in
Aus meiner tiefsten *Seele* zieht
Ein ungeheurer *Appetit* nach

// WONNE

von Joachim Ringelnatz

Ich klatsche *meine Hüften*.
...acht. Es dürstet mich nach Lüften.
... einen *Knicks* und gratuliert mir zum *Baden*.
... blankem Wichs betiteln mich „*Euer Gnaden*".
... mit *Nasenflügelbeben*
...rühstück und nach *Leben*.

Der naï...

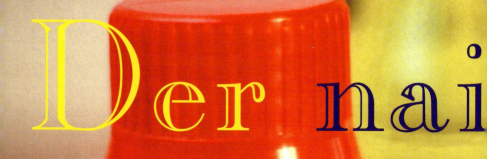

Der Kranke

Ach lieber Arzt! Wie machen Sie es doch,
Dass Sie in diesem hohen Alter noch
So kerngesund und fröhlich sind?

Der Arzt

Das ist ganz leicht, mein liebes Kind!
Ich verschreibe andern Arznein,
Doch nehm ich sie nie selber ein.

Vincenz Ignaz Franz Castelli

Gründke

Gründke hatte es schon kurz nach dem Aufstehen bemerkt. Dieses Ziehen im Gaumen, nein, besser gesagt, in dem schmalen Steg zwischen Gaumen und Hals. Im Badezimmerspiegel konnte er die Rötung, die er vermutete, nicht gut erkennen, da er aus Sparsamkeitsgründen immer nur 20-Watt-Birnen einschraubte. Aber in der Küche, am Fenster, wenn er den Taschenspiegel, den ihm seine Mutter voriges Jahr zum Geburtstag geschenkt hatte, sehr hoch hielt und dabei den Kopf so weit in den Nacken bog, dass das Rückgrat knackte, da konnte er ganz deutlich eine Rötung ausmachen. Er hatte sich bei dieser Untersuchung ein wenig das Rückgrat verrenkt und trug nun den Kopf leicht schief. Alle Fenster mussten geschlossen werden. Leider vergaß Gründke dabei immer, dass der Hebel des Wohnzimmerfensters etwas locker war und man sich zwischen Griff und Blende leicht den Finger quetschen konnte. So auch heute. Gründke holte ein Pflaster aus seinem Verbandskasten und schälte es vorsichtig um den Finger. Aus seiner Biedermeierkommode wählte er einen feinen Kaschmirschal aus, der auf der einen Seite die Wolle und auf der anderen ein Paisleymuster in Seide zeigte. Immer wieder suchte er seinen Hals fieberhaft nach Verdickungen ab. Nichts würde ihn heute dazu bringen in die Redaktion zu gehen. Sollten die doch sehen, wie sie die Feuilletonseiten ohne ihn zustande brachten. Die Kritik über die gestrige Oper mit dem völlig indisponierten Tenor würde er auch per Fax schicken können. Mein Gott, wie hatte es in diesem Opernhaus gezogen! Und dieser klassische Pausenhuster neben ihm. Alles kein Wunder. Gründke war bei seinem Lieblingsthema: die Unzulänglichkeit der Welt. Nach einer weiteren halben Stunde wurde das Schlucken immer beschwerlicher. Milch! Er brauchte sofort Milch mit Honig! Gründke hatte keine im Haus. Er musste welche holen. Dazu sah er sich noch in der Lage. Als er auf der Straße stand, befiel ihn ein tiefer Schwindel, wetterbedingt. Er schluckte, obwohl es weh tat, heftiger um die Kreislaufschwäche in den Griff zu bekommen. Gründke schleppte sich, in der einen Hand die Milchflasche, in der anderen ein Glas mit Akazienhonig, wieder die Treppe zu seiner Altbauwohnung hinauf. Aus ästhetischen Gründen liebte er dieses Treppenhaus mit den gebohnerten Stufen und dem roten Teppich, vom motorischen Standpunkt aus fand Gründke es eine Zumutung, geradezu eine persönliche Beleidigung. Er war fast oben, als der rote Teppich auf einer der Stufen ein wenig nachgab, da sich die Messinghalteschiene gelockert hatte. Für Gründkes Ledersohlen war das nichts. Sie rutschten samt dem lädierten Gründke den ganzen Treppenabsatz hinunter und ließen ihn dort niederknallen, wo die lockere Messingstange schon Sekunden vorher hingefallen war.

Als später der Arzt kam, diagnostizierte dieser eine Steißbeinprellung. Eine Halsentzündung konnte er allerdings nicht feststellen. Gründkes Redaktionskollegen schickten ein achtseitiges Fax, über das sich in ganzer Länge das zusammengeschriebene Wort „Gutebesserungzursteißbeinprellung" schlängelte. Gründke regte sich über die Papierverschwendung dermaßen auf, dass ein Migräneanfall ihn endgültig ans Bett fesselte.

Claire Singer

Puppendoktor

Ach lieber Doktor Pillermann,
Sieh Dir mal bloß mein Püppchen an;
Drei Tage hat es nichts gegessen,
Hat immer so stumm dagesessen,
Die Arme hängen ihr wie tot,
Sie will nicht einmal Zuckerbrot!
Ach, lieber Doktor, sag mir ehrlich,
Ist diese Krankheit sehr gefährlich

Madame, Sie ängstgen sich noch krank!
Der Puls geht ruhig, Gott sei Dank;
Doch darf sie nicht im Zimmer sitzen,
Sie muss zu Bett, muß tüchtig schwitzen,
Drei Kiebitzeier gebt ihr ein,
Dann wird es morgen besser sein.
Empfehl mich!

Paula Dehmel

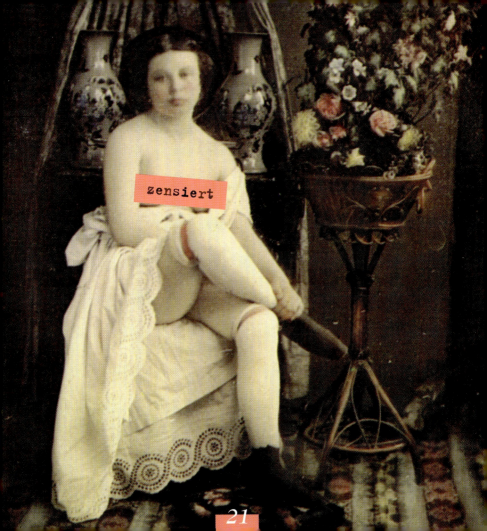

S C H N

Beim Schnupfen ist
die Frage bloß:
Wie kriege ich ihn –
wieder los?
Verdächtig ist's:
die Medizin
Sucht tausend Mittel
gegen ihn,
Womit sie zugibt,
zwar umwunden,
Dass sie nicht eines
hat gefunden.
Doch Duden sei als
Arzt gepriesen,
Der Nießen milderte
zu Niesen.
Der bisher beste
Heilversuch
Besteht aus einem
saubern Tuch,

SCHNUPFEN

Zu wechseln un-ununterbrochen
Im Lauf von etwa zwei drei Wochen.
Zu atemschöpferischer Pause
Bleibt man am besten still zu Hause,
Statt, wie so häufig, ungebeten
Mit bei Konzerten zu trompeten.
Rezept: Es hilft nichts bei Katarren
Als dies: geduldig auszuharren.
Der Doktor beut hier wenig Schutz –
Im besten Fall nießt er nur Nutz.

Eugen Roth

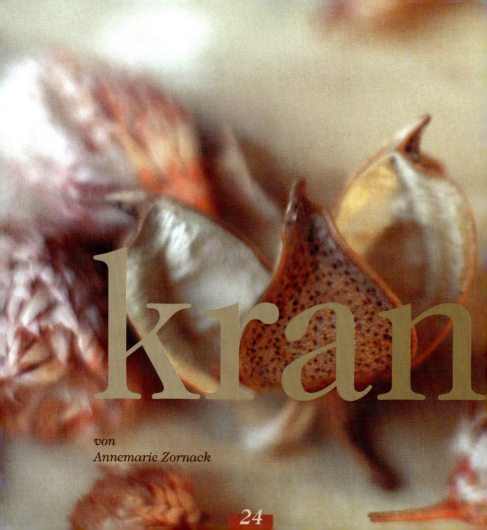

kran

von
Annemarie Zornack

24

unterwegs

als ich das musselinkleid
anfasste
mir später
einen georgette-schal kaufte
und dann ein rosaweißes eis aß
dachte ich an den abend
an rotwein
und an ein ganz weiches kissen
das mein ohr bedecken würde

unterwegs zerkaute ich eine ganz blasse rose
weil die mich so an
krankheit

kheit

erinnerte
trank 10 ml parfüm
weil das so unerhört gut roch
und badete
in gewitterwolken
die gerade
am horizont auftauchten

Die Geschichte vom bösen Friederich

Der Friederich, der Friederich,
das war ein arger Wüterich.
Er fing die Fliegen in dem Haus
und riss ihnen die Flügel aus.
Er schlug die Stühl und Vögel tot.
Die Katzen litten große Not.
Und höre nur,
wie bös er war;
Er peitschte seine
Gretchen gar!

Am Brunnen
stand ein
großer Hund,
trank Wasser dort
mit seinem Mund.

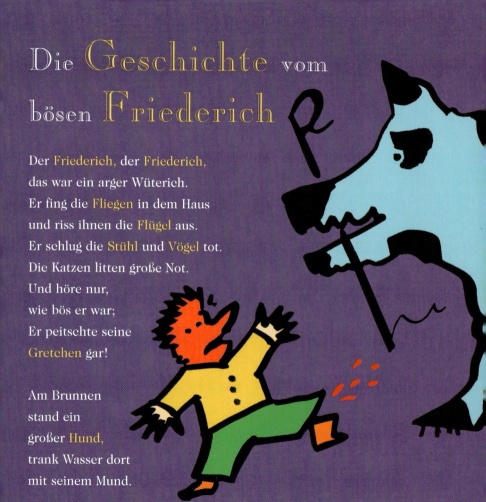

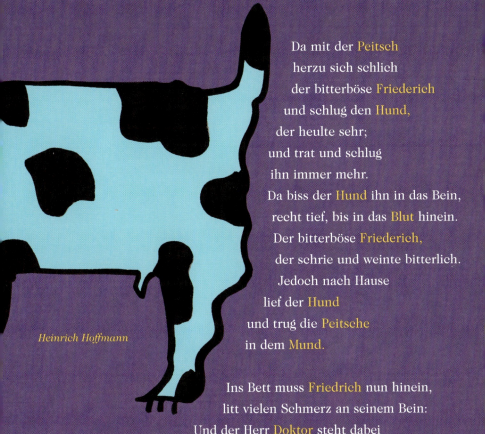

Da mit der Peitsch
herzu sich schlich
der bitterböse Friederich
und schlug den Hund,
der heulte sehr;
und trat und schlug
ihn immer mehr.
Da biss der Hund ihn in das Bein,
recht tief, bis in das Blut hinein.
Der bitterböse Friederich,
der schrie und weinte bitterlich.
Jedoch nach Hause
lief der Hund
und trug die Peitsche
in dem Mund.

Ins Bett muss Friedrich nun hinein,
litt vielen Schmerz an seinem Bein:
Und der Herr Doktor steht dabei
und gibt ihm bittere Arzenei.

Heinrich Hoffmann

Es wäre ein Irrtum zu glauben
der Rückfall
sei einfach
ein Fall auf den Rücken

In Wirklichkeit
ist der Rückfall
fast immer
ein Vorfall

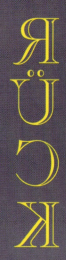

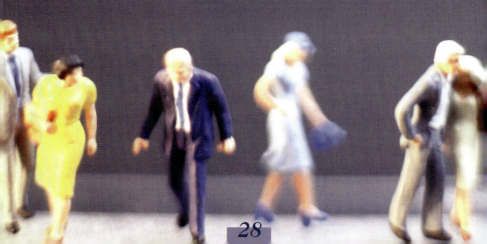

FALL

ein Fall
auf die Augen
auf Nase und Mund
und zuweilen

ein Fall
bis über die Ohren
bei dem einem Hören
und Sehen vergeht.

Erich Fried

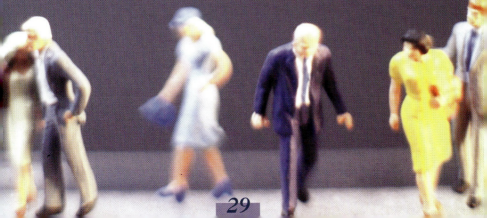

Man liegt im Bett mit einer Halskompresse,
Erschöpft und blass ist man heraufgeschwankt,
Man ist des ganzen Hauses Interesse,
Und jemand sorgt, dass man das Fieber messe.
Man fehlt heut im Büro, man ist „erkrankt".

Man fühlt sich wohl auf weichen, weißen Kissen,
Von Zeit zu Zeit tut irgendwo was weh
Und diese Schmerzen streicheln das Gewissen,
Heut einmal seine Pflicht nicht tun zu müssen.
Dies sühnt man außerdem mit Fliedertee.

Man sieht die Möbel an und die Gardinen.
Man kennt sein Zimmer nur vom Abend her,
Am Tage, wenn es hell und lichtbeschienen,
Da ist man irgendwo um zu verdienen.
Und abends gibt es keine Sonne mehr.

Durchs Fenster dringen Stimmen von Passanten
Und der Vormittagslärm von Groß-Berlin.
Man wird besucht von Freunden und Bekannten.
Zweimal am Tag kommen die Verwandten
Und dreimal täglich kommt die Medizin.

So gegen elf hört man die Bolle-Glocken,
Zuweilen läutets an der Eingangstür.
Ein Reisender empfiehlt uns Mako-Socken.
Vom Hof her klingt des Scherenschleifers Locken
Und auch der Leiermann ist wieder hier.

Man liegt im Bett. Und draußen „pulst das Leben",
Wie es so herrlich in Romanen heißt.
Man hat sich diesem Zwange gern ergeben
Und wird gesund mit leisem Widerstreben,
Als wär man in die Kindheit heimgereist.

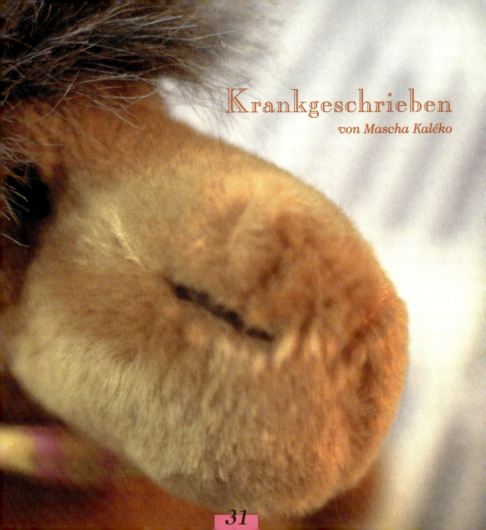

Krankgeschrieben
von Mascha Kaléko

Der Schnupfen

Ein Schnupfen hockt auf der Terrasse,
auf dass er sich ein Opfer fasse –

und stürzt alsbald mit großem Grimm
auf einen Menschen namens Schrimm.

Paul Schrimm erwidert prompt:
„Pitschü"
und hat ihn drauf bis Montag früh.

Christian Morgenstern

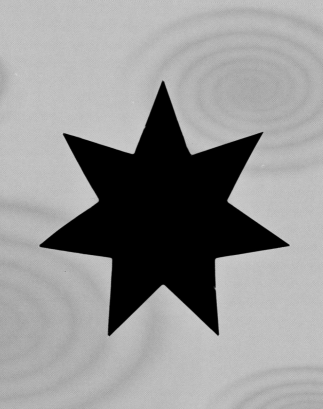

Vorschnelle Gesundung

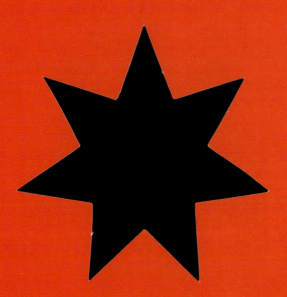

Ein Mensch, der lange krank gewesen, ist nun seit Jahr und Tag genesen,
Bewegt sich fröhlich in der Stadt, darin er viel Bekannte hat.
Doch jedermann, der ihn erblickt, ist höchst erstaunt, ja, er erschrickt:
„Was?", ruft er und sucht froh zu scheinen,
„Sie sind schon wieder auf den Beinen?

von Eugen Roth

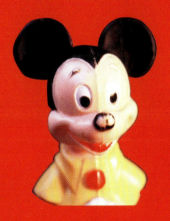

„ch dachte doch … ich hörte neulich … na, jeden Falles – sehr erfreulich!"
Er zeigt zu Diensten sich erbötig.
Die Gott sei Dank jetzt nicht mehr nötig,
Und ärgert sich im tiefsten Grund darüber, dass der Mensch gesund,
Statt auszuharren still im Bette, Bis er - vielleicht - besucht ihn hätte.

WELT

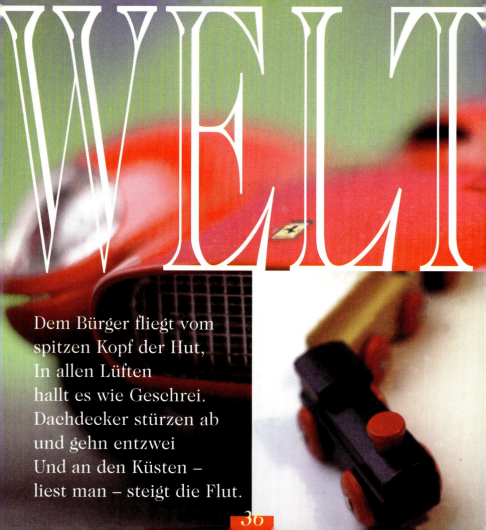

Dem Bürger fliegt vom
spitzen Kopf der Hut,
In allen Lüften
hallt es wie Geschrei.
Dachdecker stürzen ab
und gehn entzwei
Und an den Küsten –
liest man – steigt die Flut.

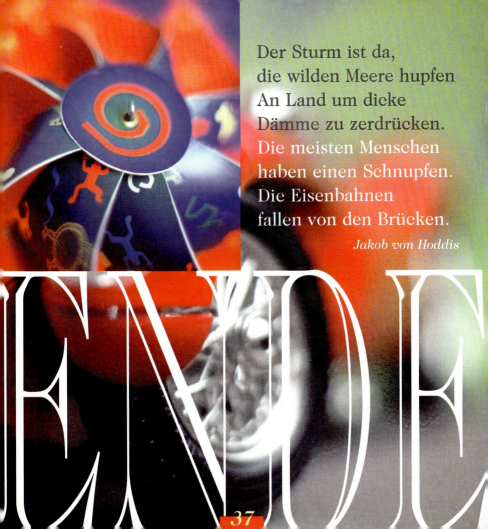

Der Sturm ist da,
die wilden Meere hupfen
An Land um dicke
Dämme zu zerdrücken.
Die meisten Menschen
haben einen Schnupfen.
Die Eisenbahnen
fallen von den Brücken.

Jakob von Hoddis

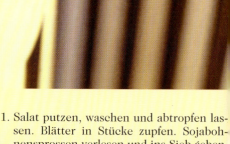

Zu einem Vitaminschock mit Langzeitwirkung kann folgendes Menü führen. Achtung: gesunder geht's nicht!

Oel.

vorspeise

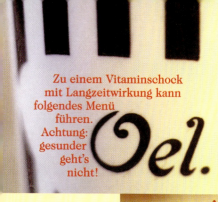

Für 4 Personen:
1 kleiner Kopf
Eichblattsalat
50 g Sojabohnen-
sprossen
4 frische
Champignons
1 Orange
1 TL Honig
1 EL Zitronensaft
oder Weißweinessig
Salz, Pfeffer
2 EL Distelöl oder
kaltgepresstes
Sonnenblumenöl
1/2 Kästchen Kresse

DIE ORANGEN KLETTERTEN DIE SPROSSENWAND HOCH, DA HATTEN WIR DEN SALAT!

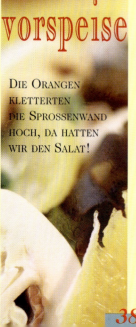

1. Salat putzen, waschen und abtropfen lassen. Blätter in Stücke zupfen. Sojabohnensprossen verlesen und ins Sieb geben, mit kochendem Wasser übergießen und abtropfen lassen.
2. Pilze mit Küchenpapier abreiben, Stiele entfernen und die Pilzhüte in dünne Scheiben schneiden. Von der Orange die Haut sorgfältig abschneiden. Die Orangenfilets aus den Trennhäutchen schneiden, dabei den Saft auffangen.
3. Für die Marinade den aufgefangenen Orangensaft mit Honig, Zitronensaft oder Essig und etwas Salz und Pfeffer verrühren. Zum Schluss das Öl kräftig unterschlagen.
4. Salatblätter, Sprossen, Pilze und Orangenfilets in der Salatschüssel locker vermengen. Marinade zufügen und unterheben. Kresse abschneiden und darüber streuen. Sofort servieren, damit keine Vitamine verloren gehen.

Ja, ja, der Broccoli …
Nie kann man ihnen trauen,
den unschuldigen Möhrchen
und diesem krausen Volk
der Broccoli. Dass die
die Abwehrkräfte nicht in
Ruhe lassen können und so
verdammt gesund sind? Und
die dumme Pute, auch noch
dabei mit ihrem Eiweissstick.

hauptspeise

Für 4 Personen:
400 g Putenbrustfilet
1 kleine Zwiebel
300 g Broccoli
2 mittelgroße Möhren
2 EL geschälte,
halbierte Mandeln
3 EL Öl
1 TL gemahlener Koriander
Salz, Pfeffer
200 ml Hühnerbrühe
(Instant)
2 EL Sherry
1/2 Bund glatte Petersilie

1. Das Fleisch in dünne Scheibchen schneiden. Zwiebel schälen und fein hacken. Den Broccoli waschen, in Röschen zerteilen, Stiele abtrennen und in dünne Scheiben schneiden. Möhren schälen und in dünne Scheiben schneiden.
2. In einer großen Pfanne die Mandeln ohne Fett rundherum goldgelb rösten, herausnehmen. Öl in der Pfanne erhitzen, die Fleischscheiben darin portionsweise kurz, aber kräftig anbraten. Mit Koriander, Salz und Pfeffer würzen, aus der Pfanne heben und beiseite stellen.
3. Zwiebel, Broccolistiele und Möhren im Bratfett unter Rühren 2 Minuten braten. Dann die Broccoliröschen zufügen und noch 1 Minute mitbraten.
4. Hühnerbrühe und Sherry in die Pfanne gießen. Das angebratene Fleisch und die gerösteten Mandeln unter das Gemüse heben. Das Ganze aufkochen lassen und unter gelegentlichem Rühren etwa 3 Minuten schmoren, bis das Gemüse gerade gar ist. Mit Salz und Pfeffer abschmecken.
5. Die Petersilie waschen, trocken schütteln und die Blättchen von den Stielen zupfen. Die Kräuterblättchen nur grob hacken und unter das Geschnetzelte heben.

* Dazu als Beilage am besten eine ganz wilde Wildreis-Mischung oder körnig gekochter Langkornreis.

EINE BEERENMOUSSE HAT VIELE VORTEILE:
SIE IST FRISCH, SIE IST CREMIG, SIE IST SAHNIG UND SIE SCHMECKT EINFACH
HIMMLISCH ...

Für 4 Personen:
5 Blatt weiße Gelatine
1 unbehandelte Zitrone
300 g Naturjoghurt
75 g Zucker
1 Beutel Vanillezucker
200 g Schlagsahne
300 g frische oder
tiefgekühlte Beeren
(z.B. Himbeeren,
Erdbeeren, Brombeeren)
5 EL Puderzucker
6 EL Rotwein
ein paar Blättchen
Zitronenmelisse

Die Gelatine in kaltem Wasser 5 Minuten einweichen (glibber!). Die Zitrone heiß abspülen, abtrocknen und 2 Teelöffel Schale fein abreiben (schab!). Die Zitrone halbieren, eine Hälfte davon auspressen (quetsch!).

Den zimmerwarmen (grrr!) Joghurt mit Zucker, Vanillezucker, Zitronenschale und Zitronensaft glatt rühren (Finger ableck! hm!).

Die Gelatine ausdrücken und in einem Töpfchen bei milder Hitze flüssig werden lassen. Unter den Joghurt rühren. Die Masse in den Kühlschrank stellen (dauerts noch lange?).

Kurz bevor die Joghurtmasse zu gelieren beginnt, die Sahne steif schlagen (aua!) und unterziehen. Die Mousse für etwa 1 Stunde kalt stellen (schon wieder!?).

Inzwischen tiefgekühlte Beeren (zitter!) auftauen lassen oder frische Beeren putzen (schrubb, schrubb!). Ein paar schöne

nachspeise

marke!) nach Belieben mit Zucker und Zitronensaft (quietsch!) abschmecken.

Zum Servieren das Mark gleichmäßig auf den Boden von vier Tellern verteilen. Von der Joghurt-Mousse mit Hilfe von zwei Esslöffeln Nocken abstechen (huch!) und auf das Fruchtmark setzen (plumps!). Das Dessert mit restlichen Beeren und Zitronenmelisse liebevoll (ja, ja, ja!!!) garnieren.

Früchte zum Garnieren beiseite legen. Restliche Beeren mit Puderzucker (hust!), Wein (lala!) und 6 Esslöffeln Wasser (Wein! Wein! Wasser, das lass sein!) leicht erwärmen, pürieren und durch ein feines Sieb streichen. Das Beerenmark (nichts geht über Beeren-

Anmerkung der Redaktion: Sämtliche in Klammern befindliche Texte sind beim Probekochen hinzugekommen, was wir nur auf den Wein zurückführen können, der noch übrig war…

Ein Nagel saß in einem Stück Holz.
Der war auf seine Gattin sehr stolz.
Die trug eine golden Haube
Und war eine Messingschraube.
Sie war etwas locker und etwas verschraubt,
Sowohl in der Liebe als auch überhaupt.
Sie liebte ein Häkchen und traf sich mit ihm
In einem Astloch. Sie wurden intim.
Kurz, eines Tages entfernten sie sich

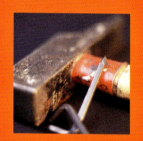
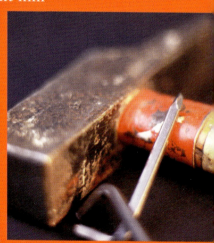

Und ließen den armen Nagel im Stich.
Der arme Nagel bog sich vor Schmerz.
Noch niemals hatte sein eisernes Herz
So bittere Leiden gekostet.
Bald war er beinah verrostet.
Da aber kehrte sein früheres Glück,
Die alte Schraube wieder zurück. ▶

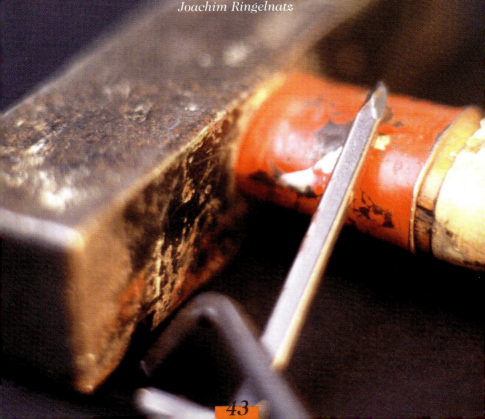

▶ Sie glänzte übers ganze Gesicht.
Ja, alte Liebe, die rostet nicht!

Joachim Ringelnatz

Sich interessant machen

Du kannst doch schweigen?
Du bist doch kein Kind
Mehr! – Die Lederbände im Bücherspind
Haben, wenn wenn du die umgeschlagenen Deckel hälst
Hinten eine kleine Höhlung im Rücken.
Dorthinein musst du weichen Käse drücken.
Außerdem kannst du Käsepfropfen
Tief zwischen die Sofapolster stopfen

Lasse ruhig eine Woche verstreichen.
Dann musst du immer traurig herumschleichen.
Bis die Eltern nach der Ursache fragen.
Dann tu erst, als wolltest du ausweichen,
Und zuletzt musst du so stammeln und sagen:
„Ich weiß nicht – ich rieche überall Leichen –."

Deine Eltern werden furchtbar erschrecken
Und überall rumschnüffeln nach Leichengestank,
Und dich mit Schokolade ins Bett stecken.
Und zum Arzt sage dann: „Ich bin seelenkrank."

Nur lass dich ja nicht zum Lachen verleiten.
Deine Eltern – wie die Eltern so sind –
Werden bald überall verbreiten:
Du wärst so ein merkwürdiges, interessantes Kind.

Jochim Ringelnatz

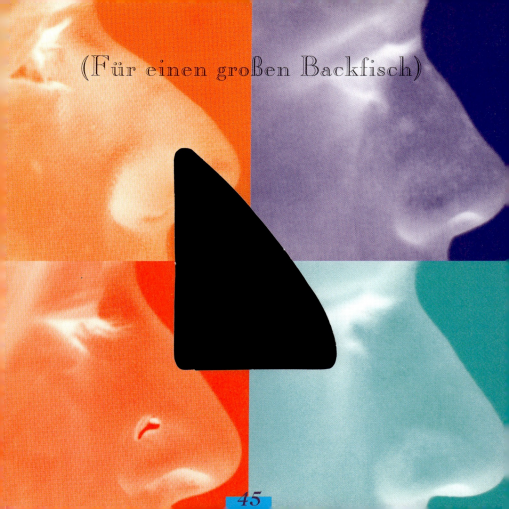

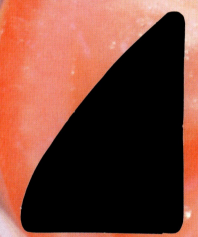

TO-MÖ & CO
Vitalstoff AG

Beste Adresse für Vitamine

Für 1 Glas:
125 ml Tomatensaft
125 ml Möhrensaft
30 ml Brennnesselsaft
(aus Apotheke oder Reformhaus)
4 cl Zitronensaft
1 Spritzer Tabasco
Jodsalz
Pfeffer aus der Mühle
Außerdem:
2-3 Eiswürfel

Eiswürfel in ein hohes Becherglas geben. Tomaten-, Möhren-, Brennnessel- und Zitronensaft in einen Shaker füllen. Tabasco sowie etwas Salz und Pfeffer hinzufügen. Alles kräftig schütteln, dann über das Eis ins Glas gießen. Den Drink sofort servieren und dann abheben…

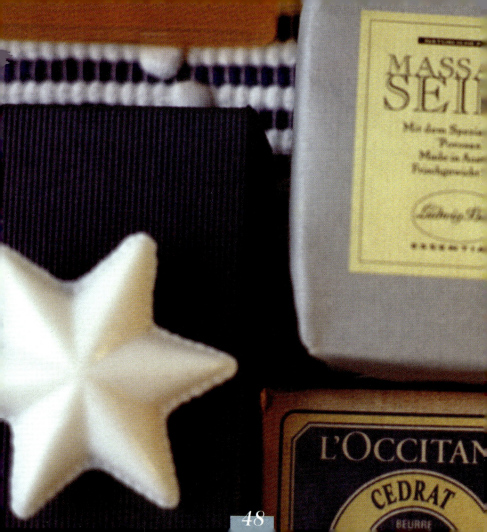

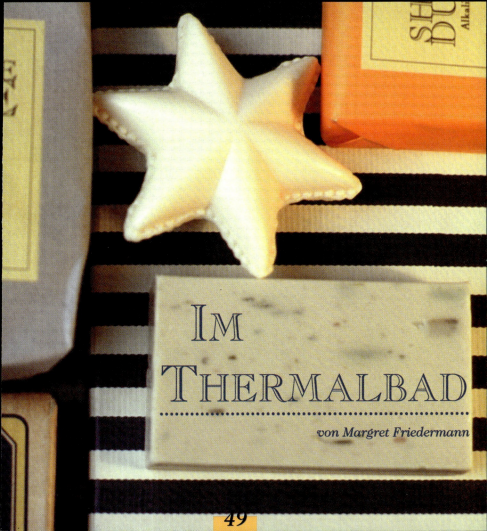

Im Thermalbad

von Margret Friedermann

DER MASSEUR

Ettore, der Obermasseur der Kureinrichtung, lehnte bereits unter seiner Tür. Vierschrötig und schwarzhaarig gab er erste Eindrücke seiner Kunst zum Besten, als er mir mit düsterem Blick die Hand zum Gruß zerdrückte. Sodann schälte er mich aus dem Bademantel und wies mich knapp auf ein mehr hohes als breites Bett ohne mir zu zeigen, wie ich da hinaufkommen sollte. Ich versuchte es mit einem mir geschickt erscheinenden Sprung in die Höhe um bei gleichzeitiger Drehung im Sitzen zu landen.

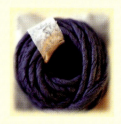

Es misslang und ich glitt wieder ab, was jeden anderen erheitert hätte. Ettore aber verzog keine Miene. Nun kletterte ich auf allen

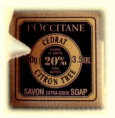

vieren die weiß bespannte Liege hoch und wälzte mich linkisch in Rückenlage, immerhin ohne auf der anderen Seite wieder herunterzufallen.

Jetzt kam Ettores Stunde. Schnell griff er sich meinen Fuß, riss an den Zehen, drehte, klopfte, hämmerte und rieb den Schenkel. Plötzlich bekam ich mein rechtes Knie ans Kinn gedrückt, das Bein wurde durch eine ruckartige Bewegung in der Hüfte entwurzelt um dann, mit sanftem Streicheln beruhigt, neben seinem linken

Bruder abgelegt zu werden. Der wusste nun, was auf ihn zukam. Ich riet ihm sich zu entspannen, um Ettore nicht zu verärgern. Schließlich, mit seiner Kunst am Bauch angelangt, schlug mich Ettore wie Hefeteig. Heiterkeitsausbrüche, wegen der Angriffe auf meine kitzlige Mitte, verbiss ich mir mit einem Blick in Ettores düstere Miene. Das Radio spielte dazu heiteres Italienisches. Völlig überraschend wurde Ettore von einer Melodie hingerissen und pfiff und walkte und sang und klatschte auf meinem Bauchspeck den Takt dazu.

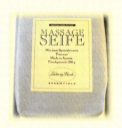

Augenblicklich fiel er in finsteres Schweigen, als die Melodie wechselte. Nachdem meine Arme aus den Gelenken gehoben und wie-

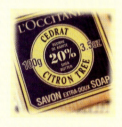

der eingesetzt, meine Füße rückwärts, von Ettore gepresst und meinen Schulterblättern wieder zugeführt worden waren, entließ mich der finstere Meister mit Prankendruck und einem dunklen: „a domani, Signora!". In der Angst nicht mehr laufen zu können, überraschte mich mein leichter, entspannter Schritt. Wahrlich verjüngt strebte ich mit lässig geschultertem Bademantel dem 32°C heißen Thermalbecken zu um im Schwefelsud noch ein paar Jahre zu verlieren.

Die aller

Als die gute Besserung
gewünscht wurde,
legte sie sich
ein Fiebermäntelchen um
und hatte ein
Stelldichein
mit dem
Rückfall.
Nach ein
paar
Tagen war
die gute Besserung
kaum mehr zu erkennen
und blickte mit roten Äuglein
zu der Krankheit auf.

beste Besserung

Diese hatte ein Einsehen und verschwand, wie sie kam. Der Besserung ging es daraufhin besser, aber gut war sie noch lange nicht. So kann man sich immerfort „Gute Besserung" wünschen, denn die beste aller Besserungen gibts bis heute nicht.

Oskar Schröder

Jeder Mensch ist anders krank ...

von Ignaz Stein

Wir möchten Ihnen heute drei der wichtigsten Patiententypen vorstellen. In fast allen Familien, Firmen oder anderen Menschenansammlungen ist mindestens einer von Ihnen anzutreffen.

Lassen Sie uns als Erstes von einem männlichen Schnupfenpatienten sprechen.

Er kommt am Abend aus dem Büro, hält, noch in Mantel und Schuhen, seiner Frau den weggedrehten Kopf hin und haucht mit matter Stimme: „fühl mich nich". Die liebende Gattin greift sogleich mit geschulter Hand an seine Stirn, was mit geschlossenen Augen dankbar angenommen wird. Der Patient muss sich sofort setzen, er schwächelt. Die liebende Gattin eilt, einer indischen Göttin gleich, mit sechs Armen und Beinen um Mantel und Schuhe wegzubringen, Aspirin anzurühren und dampfenden Grog einzuflößen. Halstücher werden gesucht. Keines passt. Eines kratzt. Das andere ist farblich albern. Gott sei Dank findet ein drittes Gnade und die richtige Stelle um den Hals. Der Patient muss sein Lager im Wohnzimmer aufschlagen, auf dem Sofa, mit vielen Kissen im Rücken. Fernsehen. Mehr kann er nicht. Das warme Süppchen tut gut. In regelmäßigen Abständen fragt die liebste Gattin nach dem Befinden. Doch sie bekommt keine Antwort, nur ein angedeutetes Tupfen an die Nase und dazu rührend verschwommene Blicke aus Triefaugen. Diesen Patienten hat sie nun sieben Tage auf der Couch, solange dauert er halt, der Schnupfen. Am achten Tag schreitet ein kraftvoller Ehemann aus der Tür und hinterlässt eine niesende und genervte Gattin mit den Worten: „Kopf hoch, geht vorbei!"

Ihn gibt es in jedem Betrieb: der Unentbehrliche

Die Wangen glühen, die Augen flackern im Fiebernebel und die Stimme krächzt dumpf wie Rabenschreie am Abend. Nichtsdestotrotz sitzt Kollege Meier an seinem Arbeitsplatz und bemüht sich redlich einen gesunden Eindruck zu machen. Mitleidsbekundungen wischt er mit einer kraftlosen Bewegung vom Tisch, Ratschläge und wohlmeinende Tipps sind bei ihm vertane Liebsmüh, da er alles kennt, alles schon probiert hat, aber wirklich nichts, speziell bei ihm, anwendbar ist. Jede Medizin, ob natürlich oder chemisch, führt bei ihm zu weit schlimmeren Nebenwirkungen als die eigentliche Krankheit, Tee verträgt er schon seit Jahren nicht und auf heiße Zitrone bläht sich sein Bauch. Da kaum jemand an ihm vorbeigehen kann, ohne ihn zu bemitleiden, ist er den lieben langen Arbeitstag damit beschäftigt, die Aussichtslosigkeit der schnellen Heilung zu beklagen. Schließlich muss ein Kollege ihn zum Arzt fahren, weil der Kreislauf sich dem Gewaltakt nicht mehr unterordnen will. Doch jetzt kommt für den Unentbehrlichen die schlimmste Medizin: er wird krankgeschrieben und muss ins Bett! (Selbstverständlich tut er dies erst, nachdem er die Krankmeldung selber ins Büro getragen hat.)

Zu guter Letzt eine Heilige unter den Kranken: die Sanfte

Sie liegt mit einer schweren, wenngleich nicht unheilbaren Krankheit darnieder, meist im Krankenhaus. Das Bett ist umgeben von Transfusionsgestellen, Schüsseln und Tablettentabletts. Zahlreiche fliederfarbene Sträußchen scharen sich am Fensterbrett. Mitgebrachte Pralinen werden mit einem kleinen Streicheln über den Kopf an alle Neffen, Nichten und Enkelchen verteilt. Die Sanfte hat starke Schmerzen, würde aber nie ein Wort darüber verlieren, stattdessen hört sie geduldig zu, wenn ihre Töchter über gescheiterte Beziehungen, unfähige Chefs und vertane Lebenschancen klagen. Sie muss jeden Abend Telefonseelsorge für ihren verwaisten Mann machen, der mit der Situation nicht zurechtkommt. Sie besucht eine Nachbarin auf der anderen Station, die am nächsten Tag entlassen wird und nun starke Depressionen hat. Mit schwacher Hand schreibt sie kleine aufmunternde Karten an eine Freundin, deren letzter Friseurtermin in einem haarlosen Fiasko geendet hat. Kurz, sie leidet an Selbstlosigkeit! Oder ist es Selbstheilung? Denn ein Stück weit lässt sie das auch ihre eigene Krankheit vergessen!

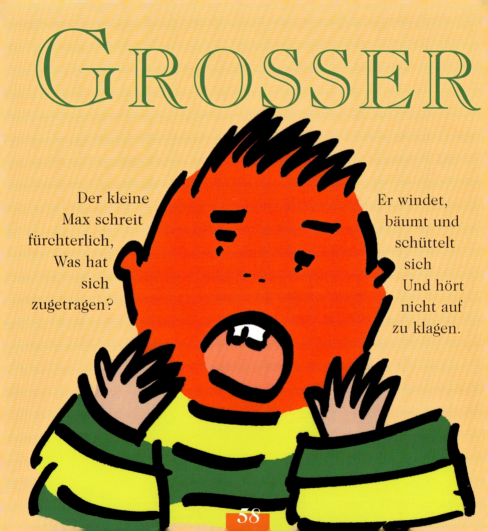

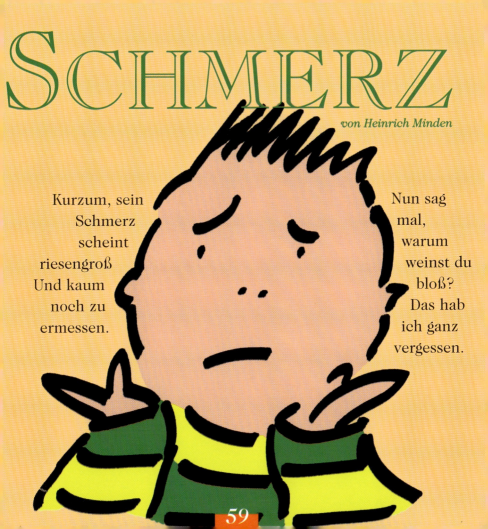

Für Schwäche aller Art:

DIE BOMBE

Für 1 Glas:
1 ganz frisches Eigelb
10 cl kräftiger Rotwein
3 TL Puderzucker
frisch geriebene Muskatnuss
Außerdem:
2-3 Eiswürfel

Eigelb und Rotwein mit dem Puderzucker und den Eiswürfeln in einem Shaker sehr kräftig schütteln. In ein bauchiges Cocktailglas abseihen und mit einem Hauch Muskatnuss bestreuen. Nach Belieben mit bunten Trinkhalmen servieren.
Achtung: Langsam trinken – knallt ungeheuer rein!

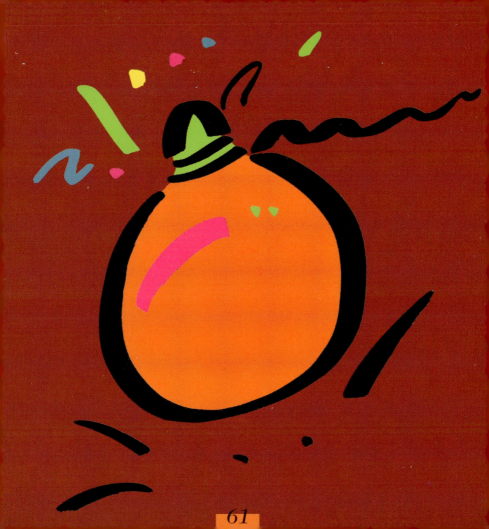

IN HAMBURG LEBTEN ZWEI AMEISEN, DI[E] ... DA VERZICHTETEN SIE WEISE DANN AUF DEN LETZTEN TEIL DER REISE.

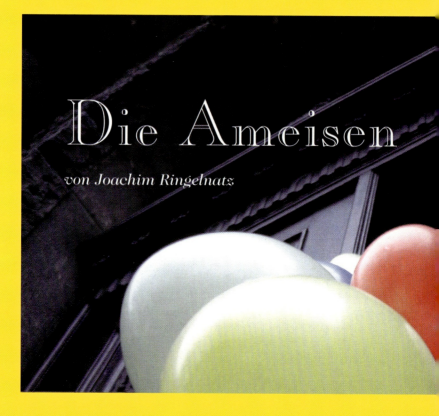

Die Ameisen
von Joachim Ringelnatz

OLLTEN NACH AUSTRALIEN REISEN.

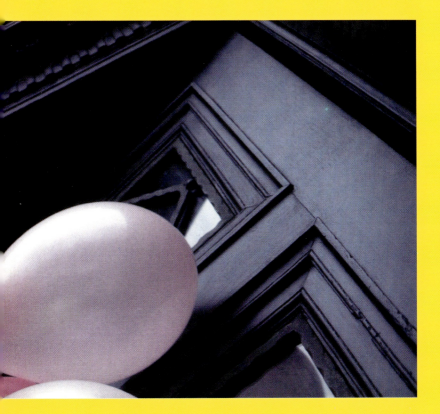

BEI ALTONA AUF DER CHAUSSEE,

DA TATEN IHNEN DIE BEINE WEH UN

Literaturnachweis

4/5, 42/43, 44/45, 62/63 Joachim Ringelnatz, Das Gesamtwerk in sieben Bänden, © by Diogenes Verlag AG, Zürich; 6/7 © Annemarie Zornack, Eingeholte Jahreszeit. Gesammelte Gedichte und Prosa, Neuer Malik Verlag, Kiel/München 1991; 10-15 Maja Meir, vertreten durch Paxmann/Teutsch Buchprojekte, München; 12/13 Ernst Heimeran, © Sanssouci, Hanser Verlag, München; 14/15, 16/17, 34/35 Eugen Roth, © Eugen Roth Erben, München; 18/19 Claire Singer, vertreten durch Paxmann/Teutsch Buchprojekte, München; 28/29 Erich Fried, Unverwundenes, © 1988 by Verlag Klaus Wagenbach, Berlin; 30/31 Mascha Kaléko, Das Lyrische Stenogrammheft © 1956 by Rowohlt Verlag GmbH, Hamburg; 36/37 Jakob van Hoddis, Dichtung und Briefe, Hg. Regina Nörtemann, © 1987 by Arche Verlag AG, Raabe & Vitali, Zürich; 38/39, 40/41, 46/47, 60/61 Marlisa Szwillus, München; 48/49, 50/51 Margret Friedermann, vertreten durch Paxmann/Teutsch Buchprojekte, München; 52/53 Oskar Schröder, vertreten durch Paxmann/Teutsch Buchprojekte, München; 54/55, 56/57 Ignaz Stein, vertreten durch Paxmann/Teutsch Buchprojekte, München.

In jenen Fällen, in denen es nicht möglich war, den Rechtsinhaber resp. Rechtsnachfolger zu eruieren, konnte ausnahmsweise keine Abdruckgenehmigung eingeholt werden. Honoraransprüche der Autoren oder ihrer Erben bleiben gewahrt.

Bildnachweis

Alle Fotos und Illustrationen © Paxmann/Teutsch Buchprojekte, München

Weitere Titel in der Wunschbibliothek:

Frauen, Frauen, Frauen
Zum Geburtstag
Glücksbringer
Guter Mond
Spekulatius & Co.
Advent … Advent
Frohe Ostern

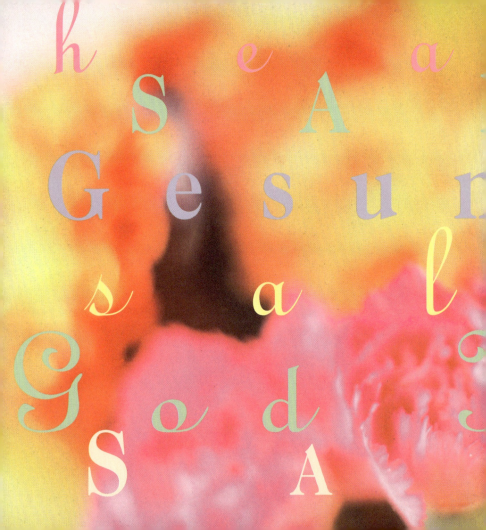